ATLAS

DES

INSTRUMENTS DE CHIRURGIE

INVENTÉS ET PERFECTIONNÉS PAR LE

Docteur A. BRISSEZ

CHIRURGIEN HONORAIRE DES HÔPITAUX,

MÉDECIN HONORAIRE DU BUREAU DE BIENFAISANCE DE LILLE, ETC.

LILLE

IMPRIMERIE DE LEFEBVRE-DUCROCQ, RUE ESQUERMOISE, 57.

1869

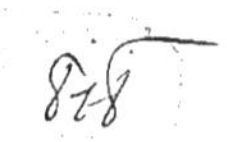

ATLAS

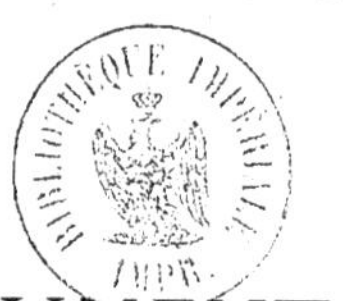

DES

INSTRUMENTS DE CHIRURGIE

INVENTÉS ET PERFECTIONNÉS PAR LE

DOCTEUR A. BRISSEZ

CHIRURGIEN HONORAIRE DES HÔPITAUX,

MÉDECIN HONORAIRE DU BUREAU DE BIENFAISANCE DE LILLE, ETC.

LILLE

IMPRIMERIE DE LEFEBVRE-DUCROCQ, RUE ESQUERMOISE, 57.

1869

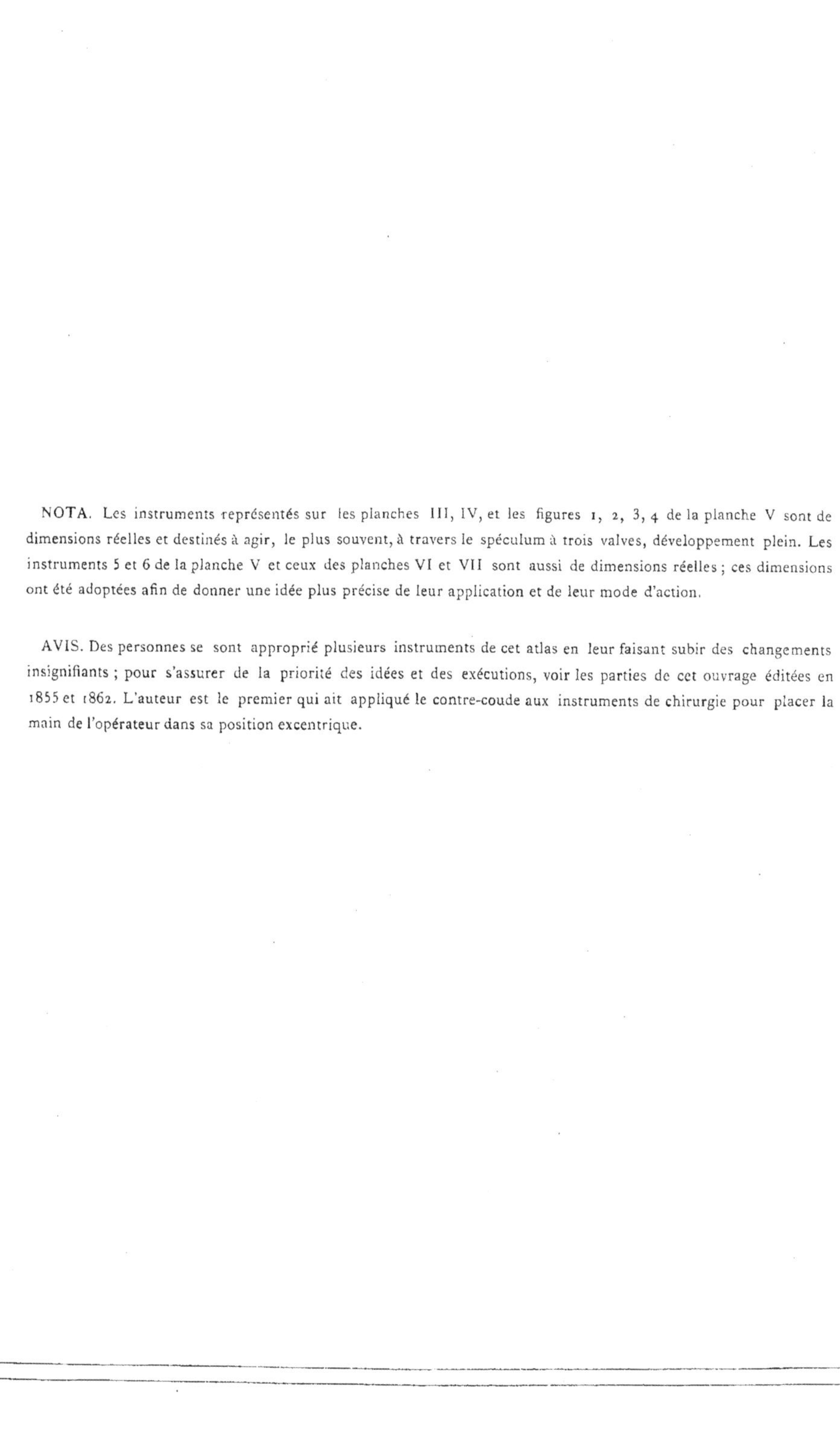

NOTA. Les instruments représentés sur les planches III, IV, et les figures 1, 2, 3, 4 de la planche V sont de dimensions réelles et destinés à agir, le plus souvent, à travers le spéculum à trois valves, développement plein. Les instruments 5 et 6 de la planche V et ceux des planches VI et VII sont aussi de dimensions réelles ; ces dimensions ont été adoptées afin de donner une idée plus précise de leur application et de leur mode d'action.

AVIS. Des personnes se sont approprié plusieurs instruments de cet atlas en leur faisant subir des changements insignifiants ; pour s'assurer de la priorité des idées et des exécutions, voir les parties de cet ouvrage éditées en 1855 et 1862. L'auteur est le premier qui ait appliqué le contre-coude aux instruments de chirurgie pour placer la main de l'opérateur dans sa position excentrique.

DESCRIPTION DE LA PLANCHE I.

Cette table chirurgicale, à l'usage des hôpitaux, des dispensaires et des ambulances, offre les avantages suivants : de placer le malade commodément sur un plan solide et variable, de pouvoir élever ou baisser la tête et le tronc sans le déranger ; de mettre à la portée de la vue et des mains de l'opérateur les parties sur lesquelles il doit opérer, ce qui lui permet de pratiquer sans fatigue, debout ou assis, les opérations les plus longues ; d'avoir sous la main, dans beaucoup d'opérations, les appareils instrumental et à pansement ; de placer les aides commodément, sans confusion, soit pour chloroformer et maintenir le patient, soit pour aider l'opérateur ou suivre l'opération.

FIGURE 1. — **TABLE VUE EN PERSPECTIVE.** A, coussin capitoné recouvert en basane grenat; il est brisé à la partie correspondant à la réunion de la partie mobile B à la partie fixe du dessus de table ; il est fixé à la partie mobile B par deux courroies bouclées, ce qui permet de le changer de place à volonté. La partie mobile B du dessus de table est élevée ou baissée en tournant l'une des manivelles C, droite ou gauche. D, tablette latérale mobile destinée à recevoir les appareils instrumental et à pansement ; elle se tire à droite ou à gauche ou reste entièrement dans l'intérieur de la table. E, tablette antérieure mobile qui se tire en avant ou reste dans la table ; elle peut donner au dessus de table une longueur de $2^{m}\ 00^{c}$. F, marche mobile qui se lève ou s'abaisse pour monter, descendre, s'asseoir ou placer le malade sur les genoux pour agir sur la partie postérieure du tronc.

FIGURE 2. — Détails de la crémaillère et du pignon qui font mouvoir la partie mobile du dessus de table.

FIGURE 3. — Détails de la manivelle et du système d'encliquetage à ressort vus de face.

FIGURE 4. — Vue de face de la crapaudine à double arrêt, dans laquelle se placent les pivots de la marche mobile. — Fig. 4bis, vue de profil de la même pièce.

FIGURE 5. — Vue des pivots sur le champ de la marche mobile.

Dimensions de la table : longueur, $1^{m}\ 32^{c}$, pouvant être portée à $2^{m}\ 00^{c}$ en tirant la tablette E ; largeur. $0^{m}\ 74^{c}$; hauteur $0^{m}\ 88^{c}$.

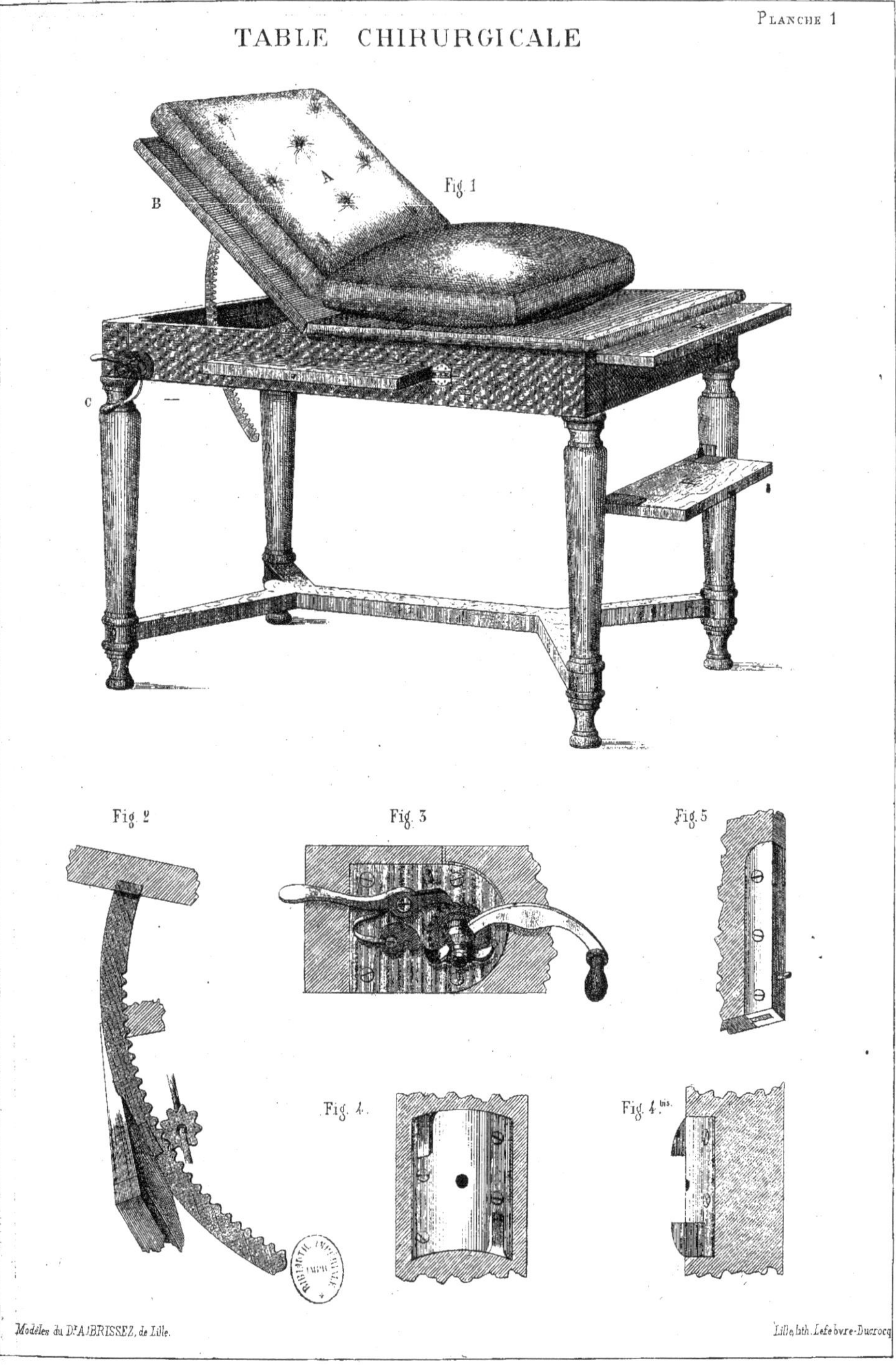
TABLE CHIRURGICALE
PLANCHE 1
Fig. 1
A
B
C
Fig. 2
Fig. 3
Fig. 5
Fig. 4.
Fig. 4. bis.
Modèles du Dr A. BRISSEZ, de Lille.
Lille, lith. Lefebvre-Ducrocq

DESCRIPTION DE LA PLANCHE II.

POSITION DES MALADES.

FIGURE 1. — **TABLE CHIRURGICALE VUE LATÉRALEMENT.** Un malade est en position de subir l'amputation de la jambe gauche; il est couché sur la table les jambes en dehors ; la tête et une partie du tronc reposent sur le coussin A, qui est placé à cheval sur la partie mobile du dessus de table afin de moins élever le bassin et lui donner, ainsi qu'aux membres, plus d'immobilité. La tablette latérale D est sortie pour recevoir les appareils instrumental et à pansement ; la tablette antérieure E est rentrée et la marche F relevée.

FIGURE 2. — **TABLE VUE DE FACE.** Une malade est en position pour subir l'examen de la région génito-anale, ou une opération sur cette région ; elle est couchée sur le coussin A, le bassin repose sur le bord antérieur de ce coussin ; les cuisses sont écartées et fléchies sur le bassin et les jambes sur les cuisses ; les tablettes D et E sont rentrées dans l'intérieur de la table ; la marche F est relevée.

Planche II

TABLE CHIRURGICALE

Fig. 1

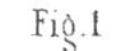

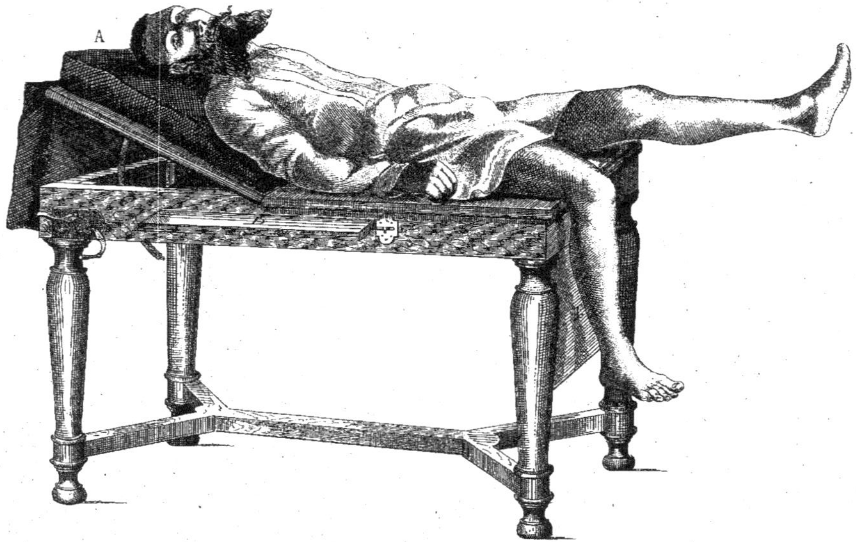

A

Fig. 2

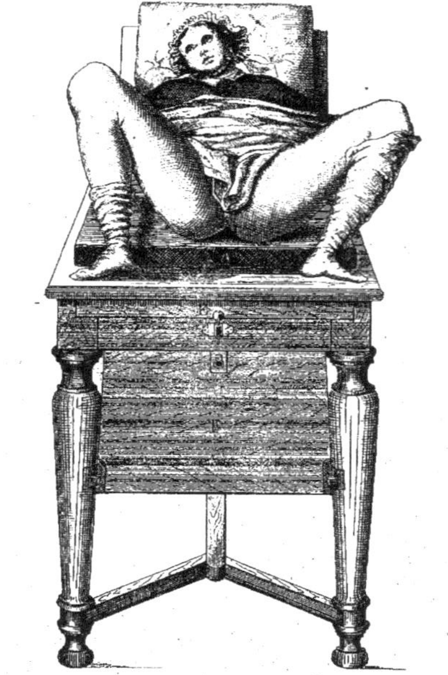

Modèles du Dr A. BRISSEZ, de Lille.

Lille, Lith. Lefebvre-Ducrocq.

DESCRIPTION DE LA PLANCHE III.

FIGURE 1. — **PORTE PATE CAUSTIQUE UTÉRIN.** A, manche pour tenir l'instrument; B, canule terminée par un pas de vis pour y adapter une cuvette en argent de forme et grandeur variées; C fig. 1re et D fig. 1ter deux de ces cuvettes dans lesquelles on met la pâte caustique. — Fig. 1bis, tige mobile qui se loge dans le canule B, terminée par un repoussoir E, à surface chagrinée pour retenir la pâte. En poussant le bouton F, l'on applique et l'on maintient la pâte sur la surface à cautériser; on la fixe en tournant ce bouton. — Fig. 1qter redresseur du col utérin que l'on visse sur la canule B en place de la cuvette C.

FIGURE 2. — **PORTE NITRATE D'ARGENT UTÉRIN,** pour cautériser l'intérieur et l'extérieur du col. A, cuvette contenant le nitrate pour cautériser l'intérieur du col; B porte-crayon contenant le nitrate pour cautériser son extérieur. — Fig 2bis, le même instrument vu fermé.

FIGURE 3. — **CONSTRICTEUR A VIS ET ÉCROU A VOLANT,** pour opérer, avec des fils métalliques ou autres, la section instantanée, sans hémorrhagie, des tumeurs pédiculées naturellement ou artificiellement situées dans une cavité profonde : le nez, le pharynx, le vagin, la matrice, le rectum, etc. Ce constricteur est très puissant; il pénètre facilement dans les cavités profondes; il est maintenu solidement en plaçant les anneaux AA entre le pouce et l'indicateur de la main gauche, qui se trouvant dans une position excentrique, ne gène ni la vue ni l'action de la main droite. L'ouverture de son extrémité B disposée intérieurement en triangle, force l'anse métallique à pénétrer dans son intérieur sans former un œillet résistant qui, dans les autres instruments de ce genre, est souvent la cause de sa rupture près du nœud C avant que la section soit complète. — Fig. 3bis. Face postérieure du même instrument, D, ouverture pour le passage transversalement d'une anse métallique pour sectionner dans ce sens.

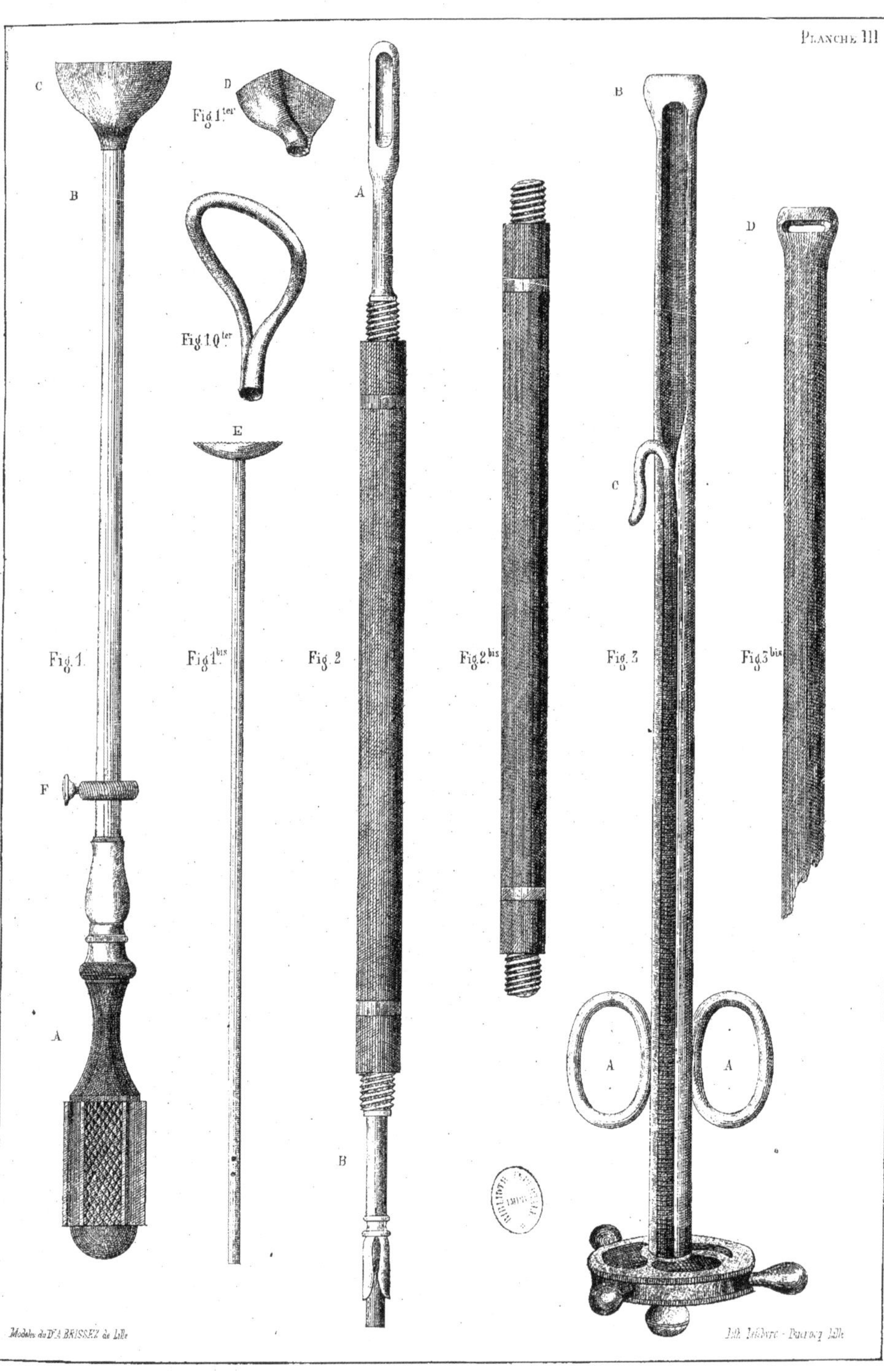
Planche III
Fig. 1.
Fig. 1 bis.
Fig. 1 ter.
Fig. 1 0 ter.
Fig. 2
Fig. 2 bis
Fig. 3
Fig. 3 bis
A
B
C
D
E
F
Modèles du Dr A. BRISSEZ de Lille
Lith. Lefebvre - Ducrocq, Lille

DESCRIPTION DE LA PLANCHE IV.

FIGURE 1. — **COUTEAUX HYSTÉROTOMES COUDÉS,** droit et gauche, pour couper circulairement sur place. — Fig. 1bis. Lame vue de face.

FIGURE 2. — **TROCART UTÉRIN** pour établir ou rétablir l'orifice utérin naturellement ou accidentellement oblitéré. AA, anneau et demi-anneau pour le tenir entre le pouce et l'indicateur de la main gauche qui se trouve dans une *position excentrique,* ne gêne ni la vue ni l'action de la main droite ; B, canule légèrement courbée à son extrémité C. — Fig. 2bis. D, tige mobile aiguë qui se loge dans la canule B ; elle est pliée en équerre à son extrémité E, et présente une surface graduée pour se rendre compte du degré de pénétration de la lame F, que l'on fait pénétrer en poussant l'équerre E ; on la fixe en tournant le bouton G.

FIGURE 3. — **PORTE-MANDRIN UTÉRIN** pour introduire dans l'orifice du col un mandrin en ivoire flexible (fig 3ter) destiné à entretenir ou à dilater cet orifice. AA, anneau et demi-anneau pour le tenir entre le pouce et l'indicateur de la main gauche et placer cette main dans une *position excentrique ;* B, canule légèrement courbée à son extrémité C. — Fig. 3bis. Tige mobile qui se loge dans la canule B, terminée par une pince à deux branches D, dont les mors sont appropriés à la forme de la tête du mandrin. E, bouton pour pousser ou tirer, et fixer cette tige.

FIGURE 4. — **SPÉCULUM DU COL UTÉRIN** et dilatateur de cet organe. AA, anneau et demi-anneau pour le tenir entre l'indicateur et le pouce de la main gauche qui se trouve dans une *position excentrique,* relativement à la cavité explorée ; en tournant, de gauche à droite, le bouton B, on sépare les valves C qui, au besoin, peuvent être remplacées par des plus grandes fig. 4bis. — Fig. 4ter. Le même instrument vu ouvert.

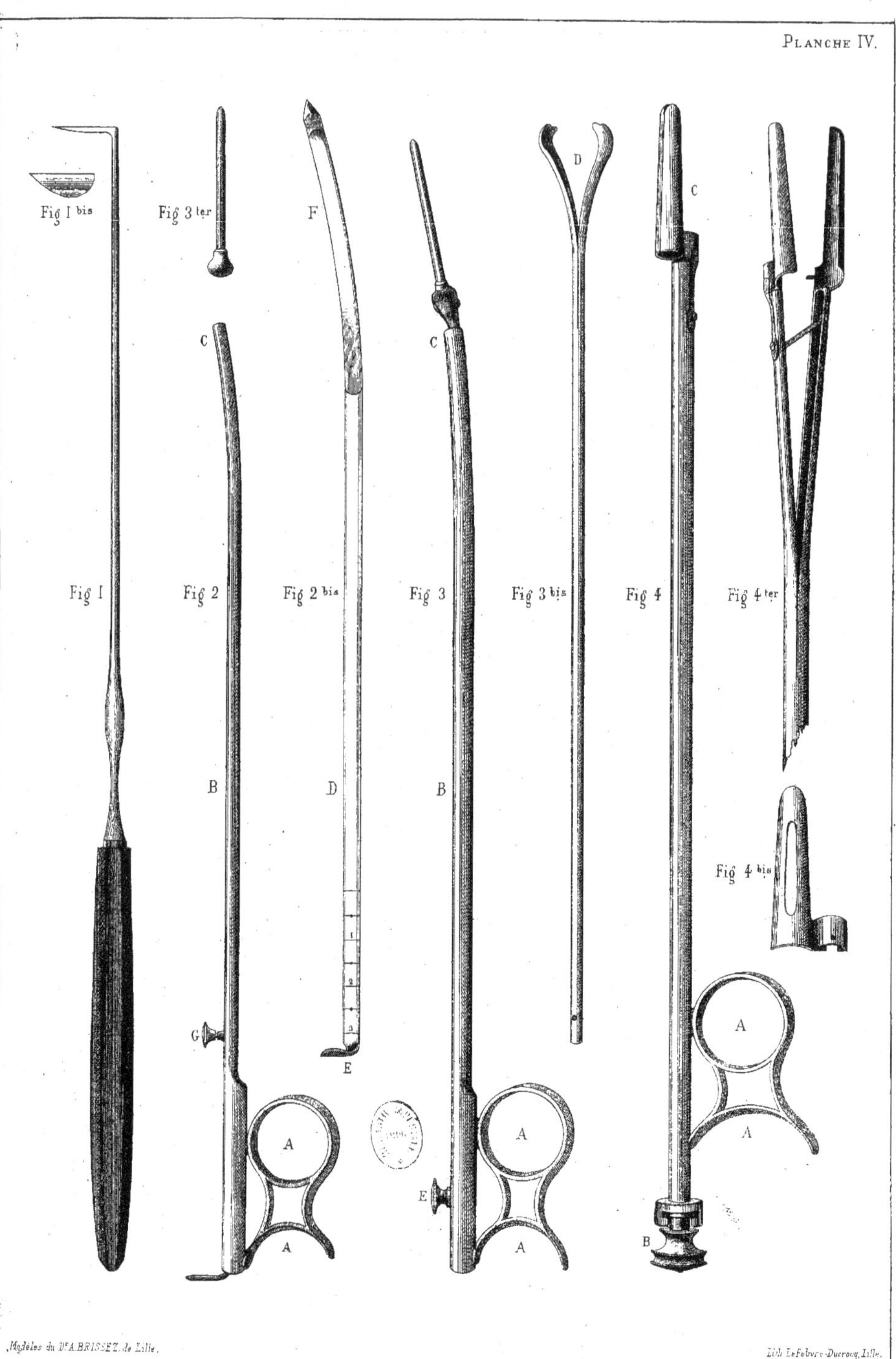
PLANCHE IV.
Fig I bis
Fig 3 ter
F
D
C
C
C
Fig I
Fig 2
Fig 2 bis
Fig 3
Fig 3 bis
Fig 4
Fig 4 ter
B
D
B
Fig 4 bis
G
E
A
A
A
A
A
A
E
B
Modèles du Dr A. BRISSEZ, de Lille.
Lith. Lefebvre-Ducrocq, Lille.

DESCRIPTION DE LA PLANCHE V.

FIGURE 1. — **PINCE UTÉRINE CONTRE-COUDÉE** pour moucher et panser le col utérin. AA, anneaux pour la tenir; B, contre-coude pour placer la main de l'opérateur dans une *position excentrique* qui permet de voir à travers le spéculum ce que l'on fait. C, cuillères fenêtrées pour détacher, par un mouvement circulaire, le mucus tenace qui, dans l'état pathologique, sort en bavant de l'orifice utérin et masque la surface du col, et l'enlever dans les cuillères C *(moucher le col)*. Cette pince est aussi destinée à porter sur le col, ou dans le vagin, un pansement quelconque.

FIGURE 2. — **CANULE UTÉRINE CONTRE-COUDÉE** pour laver l'intérieur et l'extérieur du col utérin ainsi que le vagin. A, contre-coude qui place le corps de la seringue dans une *position excentrique* qui permet de diriger à volonté le jet de l'injection. Cette canule s'adapte aux seringues en maillechort n°s 2, 3 et 4.

FIGURE 3. — **LONGUE CANULE POUR INJECTIONS INTRA-UTÉRINES.** A, extrémité terminée en olive percée de trous. B, extrémité conique qui s'adapte à la partie C du mandrin fig 3ter, lequel se monte par la partie D sur la seringue n° 1, en ivoire noirci, en verre ou en métal, selon la nature de l'injection que l'on veut faire. — Fig. 3bis, canule coudée pour le même usage.

FIGURE 4. — **TROCART EXPLORATEUR DES CAVITÉS PROFONDES** : le nez, le pharynx, le vagin, le rectum, etc. A, extrémité capillaire de la canule et aiguë du poinçon. B, extrémité conique de la canule qui s'adapte à la partie C de la poire en caoutchouc fig. 4bis, pour faire le vide et aspirer le liquide contenu dans la partie explorée.

FIGURE 5. — **DOUBLES PORTE-ÉPONGES** pour absorber le sang dans les opérations délicates superficielles et profondes.

FIGURE 6. — **URÉTHROTOME A INCISIONS GRADUÉES.** Les dimensions et la forme de cet instrument ressemblent à plusieurs autres de ce genre ; mais ce qui le distingue de tous, c'est de pouvoir avant l'opération limiter et fixer le degré de sortie de la lame et de faire une incision dont la profondeur est déterminée d'avance. A, lame sortie de sa gaîne. B, rondelle régulatrice ; en la tournant à droite ou à gauche, on règle et on fixe le degré de sortie ou de rentrée de la lame A. — Fig. 6bis, manche pour tenir l'instrument. — Fig. 6ter, le même instrument vu fermé. L'extrémité C est munie d'une bougie conductrice.

Planche V.

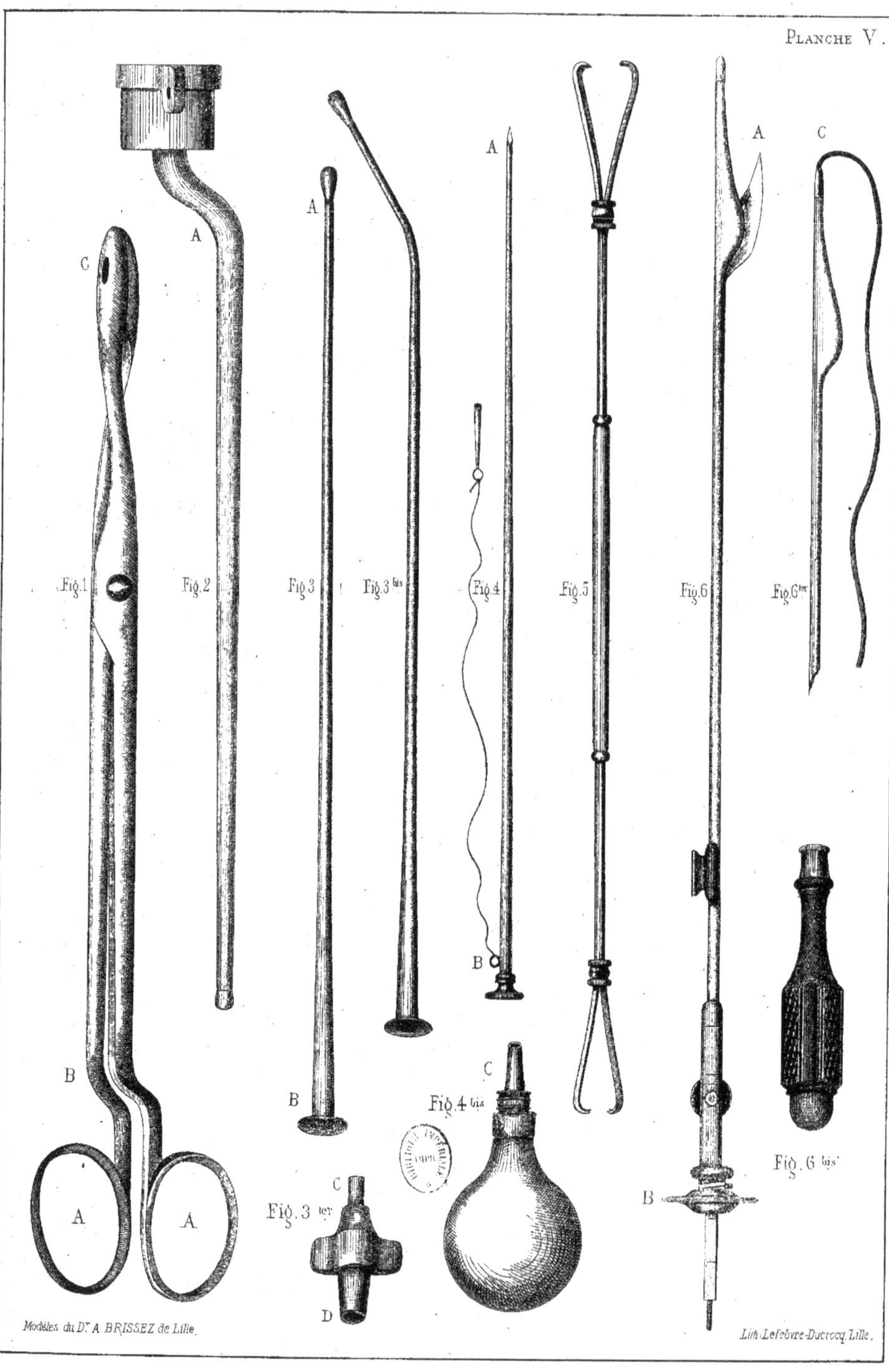

Modèles du Dr. A. BRISSEZ de Lille.

Lith. Lefebvre-Ducrocq, Lille.

DESCRIPTION DE LA PLANCHE VI.

FIGURE 1. — **DÉPRESSEUR DE LA LANGUE** pour déprimer et immobiliser la base de cet organe et rendre accessible à la vue et aux instruments la partie profonde du pharynx et l'entrée du larynx. Cet instrument est très utile dans les asphyxies, surtout dans celle produite par le chloroforme, pour déprimer la langue et la ramener en avant lorsqu'elle est entraînée dans le pharynx. A extrémité pour les adultes, B pour les enfants, C articulation qui permet de le replier sur lui-même. — Fig. 1bis, le même instrument vu replié.

FIGURE 2. — **PINCE PHARYNGO LARYNGIENNE,** s'ouvrant latéralement, pour écraser, arracher et extraire les corps étrangers existant ou engagés et retenus dans le pharynx et l'entrée du larynx. Cette pince est encore utile pour cautériser ces organes au moyen d'un morceau d'éponge imbibée d'une solution caustique fixé entre ses cuillères.

FIGURE 3. — **PINCE PHARYNGO LARYNGIENNE,** s'ouvrant d'arrière en avant, destinée aux mêmes usages que la précédente. AA, anneaux dans lesquels on passe les doigts indicateur et médius de la main gauche. B, anneau dans lequel on passe le pouce de la même main pour faire mouvoir la branche mâle, partie active de la pince. — Fig. 3bis le même instrument vu ouvert, C branche femelle, D branche mâle.

FIGURE 4. — **LONGUE PINCE** à pression graduée et permanente pour porter des aiguilles de forme et grandeur variées, et tordre les fils métalliques, dans les sutures des cavités profondes. Cette pince dont le maniement est facile a des mors résistants qui se serrent et se desserrent en poussant ou tirant graduellement avec le pouce le bouton A.

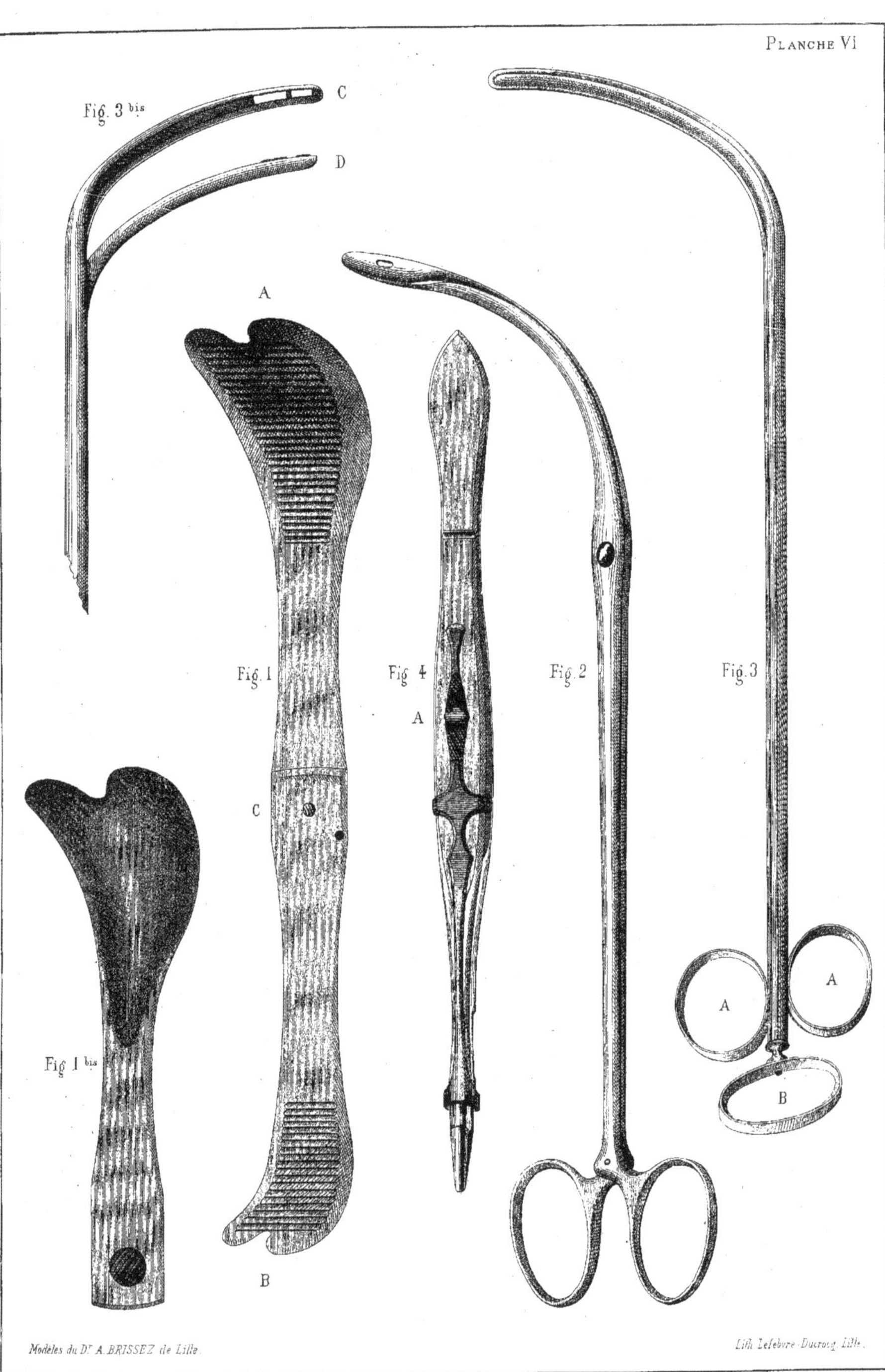
Planche VI
Fig. 3 bis
C
D
A
Fig. 1
Fig 4
A
Fig. 2
Fig. 3
C
A
A
Fig 1 bis
B
B
Modèles du Dr A. BRISSEZ de Lille.
Lith. Lefebvre-Ducrocq, Lille.

DESCRIPTION DE LA PLANCHE VII.

FIGURE 1. — **PINCE CRICOIDIENNE,** dilatatrice de la trachée, vue de face. A, corps de la pince; B, tiges coudées qui se logent dans le larynx sous le cartilage cricoïde ; C, pointes mousses qui doivent parcourir la cannelure du ténaculum et pénétrer dans le larynx par l'ouverture faite à la trachée ; D éperon qui facilite singulièrement sa pénétration. — Fig. 1bis pince vue de profil; on l'ouvre en pressant sur les deux parties latérales E, F. — Fig. 1ter. Extrémités cricoïdiennes de la pince dilatatrice de la trachée qui se montent sur la pince à pansement de M. Charrière et se placent dans son nouveau modèle de trousse.

FIGURE 2. — **TÉNACULUM CANNELÉ CRICOIDIEN** pour immobiliser le larynx et servir de guide aux bistouris et à la pince dilatatrice cricoïdienne dans l'opération de la trachéotomie. A, manche ; B, large cannelure ; C, pointe lancéolée. — Fig. 2bis. Lame de ténaculum cannelé cricoïdien que l'on assemble sur le manche à chasses mobiles de M. Charrière et se place dans son nouveau modèle de trousse.

FIGURE 3. **CISEAUX HERNIOTOMES,** vus sur plat, pour le débridement simple et multiple des hernies inguinales, des gaînes des tendons, des vaisseaux, etc. A, lame qui ne croise la lame boutonnée que d'un tiers de sa largeur afin que les deux autres tiers éloignent de son tranchant les organes étranglés. B, lame terminée par un bouton C aplati sur champ que l'on introduit entre les parties étranglées. — Fig. 3bis. Ciseaux vus de profil.

FIGURE 4. — **DOUBLE CROCHET** pour écarter les chairs dans les résections profondes.

FIGURE 5. **TROCART COURBE A DEUX TIGES,** l'une aigue pour traverser les organes ; l'autre mousse fig. 5bis, avec un œillet à son extrémité, pour sonder et ramener les fils metalliques ou autres à travers les organes destinés à être *sectionnés* avec le constricteur. Ce trocart sert aussi à passer des tubes à drainage.

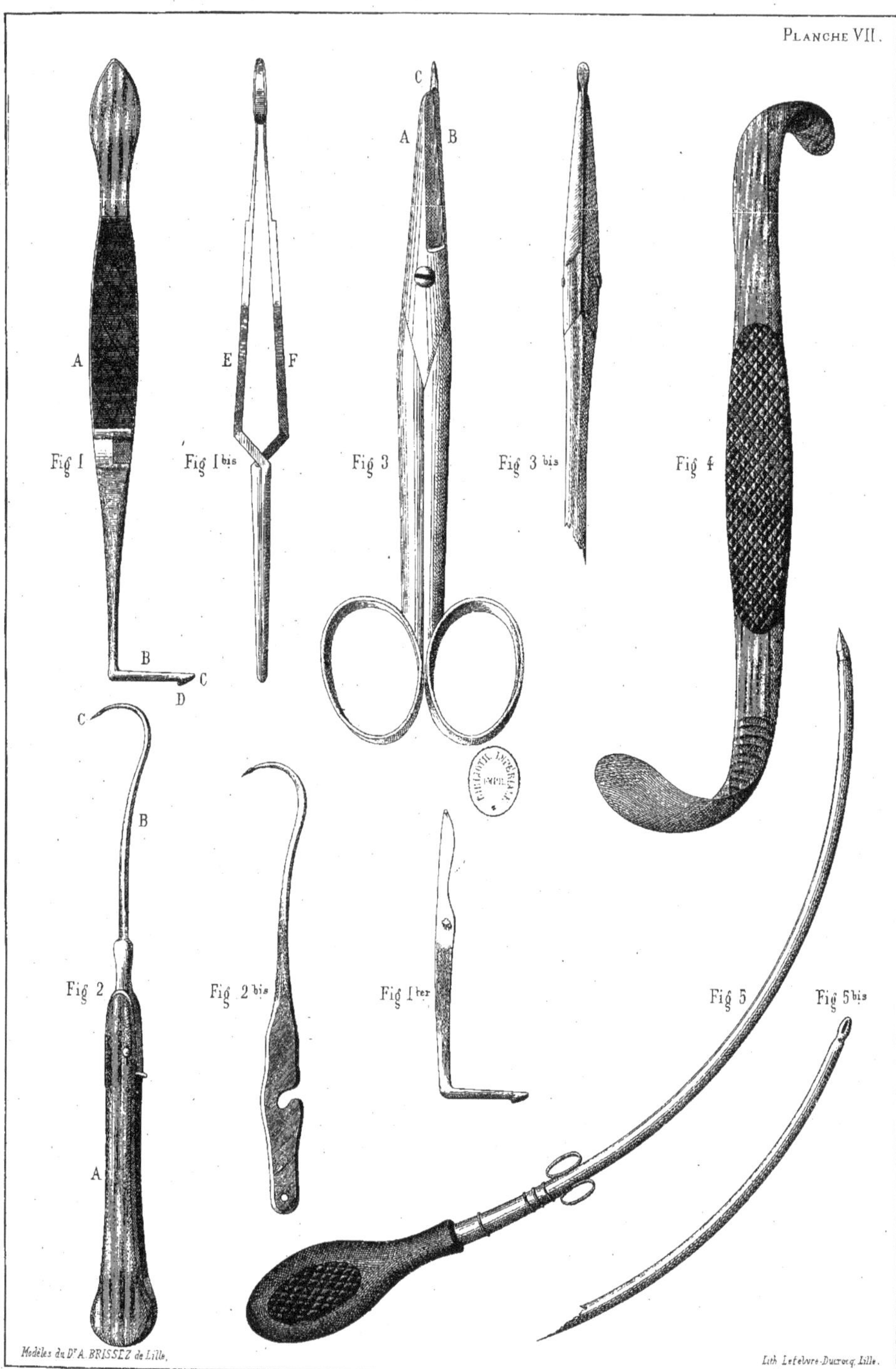
Planche VII.
C
A B
A
E F
Fig 1
Fig 1 bis
Fig 3
Fig 3 bis
Fig 4
B
C
D
C
B
Fig 2
Fig 2 bis
Fig 1 ter
Fig 5
Fig 5 bis
A
Modèles du Dr A. BRISSEZ de Lille.
Lith. Lefebvre-Ducrocq, Lille.

TABLE DES PLANCHES

PLANCHE I.

Figure 1. Table chirurgicale vue en perspective. — Fig. 2. Détails de la crémaillière et du pignon qui font mouvoir la partie mobile du dessus de table. — Fig. 3. Détails de la manivelle et du système d'encliquetage à ressort. — Fig. 4. Vue de face de la crapaudine à double arrêt. — Fig. 4bis. Vue de profil de la même pièce. — Fig. 5 Vue du pivot sur le champ de la marche mobile. — Dimensions de la table.

PLANCHE II.

Figure 1. Table chirurgicale vue latéralement, un malade est en position de subir l'amputation de la jambe gauche. — Fig. 2. La même table vue de face. Une malade est en position de subir l'examen de la région génito-anale.

PLANCHE III.

Figure 1. Porte pâte caustique utérin. — Fig. 1bis. Tige mobile et repoussoir. — Fig. 1ter. C et D cuvettes. — Fig. 1qter. Redresseur utérin. — Fig. 2. Porte nitrate d'argent utérin. — Fig. 2bis. Même instrument vu fermé. — Fig. 3. Constricteur à vis et écrou à volant. — Fig. 3bis. Face postérieure du même instrument.

PLANCHE IV.

Figure 1. Couteaux hystérotomes coudés. — Fig. 1bis. Lame du même instrument vue de face. — Fig. 2. Trocart utérin. — Fig. 2bis. Tige mobile aiguë. — Fig. 3. Porte mandrin utérin. — Fig. 3bis. Tige mobile à deux branches. — Fig. 3ter. Mandrin utérin. — Fig. 4. Spéculum du col utérin vu fermé. — Fig. 4bis. valves de rechange. — Fig. 4ter. Spéculum du col utérin vu ouvert.

PLANCHE V.

Figure 1. Pince utérine contre-coudée. — Fig. 2. Canule utérine contre-coudée. — Fig. 3. Canule droite pour injections intra-utérines. — Fig. 3bis. Canule coudée pour le même usage. — Fig. 3ter. Mandrin. — Fig. 4. Trocart explorateur des cavités profondes. — Fig. 4bis. Poire en caoutchouc pour faire le vide. — Fig. 5. Doubles porte-éponges. — Fig. 6. Uréthrôtome à incisions graduées. — Fig. 6bis. Manche pour tenir l'instrument. — Fig. 6ter. Le même instrument vu fermé.

PLANCHE VI.

Figure 1. Dépresseur de la langue — Fig. 1bis. Le même instrument vu replié. — Fig. 2. Pince pharyngo-laryngienne s'ouvrant latéralement. — Fig. 3. Pince pharyngo-laryngienne s'ouvrant d'arrière en avant. — Fig. 3bis. Le même instrument vu ouvert. — Fig. 4 Longue pince à pression graduée et permanente pour sutures.

PLANCHE VII.

Figure 1. Pince cricoïdienne dilatatrice de la trachée. — Fig. 1bis. Même pince vue de profil, — Fig. 1ter. Extrémités cricoïdiennes de la même pince. — Fig. 2. Ténaculum cannelé cricoïdien. — Fig. 2bis. Lame de ténaculum cannelé cricoïdien. — Fig. 3. Ciseaux herniotômes vus sur plat. — Fig. 3bis. Même instrument vu de profil. — Fig. 4. Double crochet. — Fig. 5. Trocart courbe à double tige.

APPENDICE

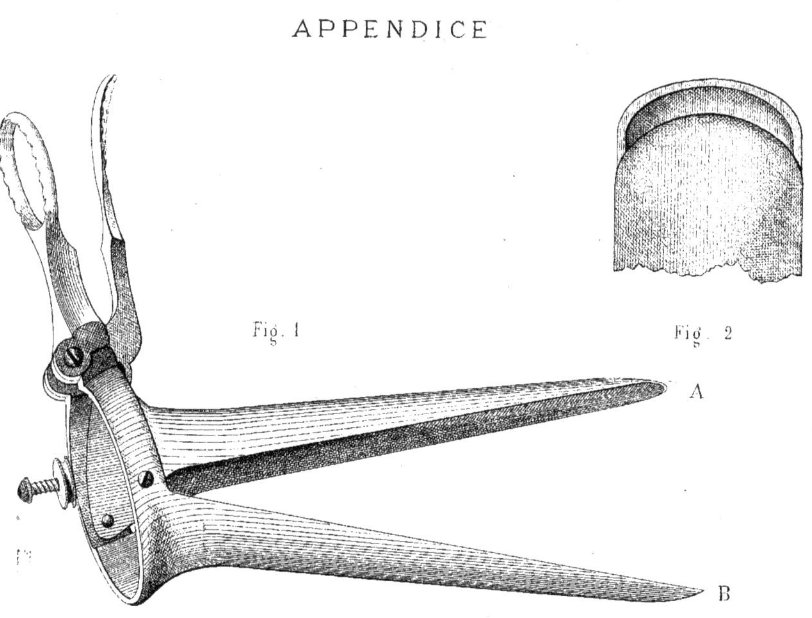

SPECULUM UTERI RELEVEUR DU COL. — Cet instrument a la forme et le mécanisme employés par plusieurs auteurs pour les spéculums bi-valves ouvrant transversalement. Les nouvelles modifications consistent dans une disposition des manches qui limite son ouverture et dans l'allongement de la valve postérieure de huit millimètres; afin que dans l'introduction, en appuyant sur la paroi postérieure du vagin, elle pénètre dans son cul-de-sac; tandis qu'en ouvrant lentement l'instrument, la valve antérieure passe devant le col, soulève et tend la paroi antérieure en effaçant son cul-de-sac, et ramène le col au centre du spéculum.

FIGURE 1. — Spéculum vu ouvert. A. Valve antérieure. B. Valve postérieure.

FIGURE 2. — Extrémités des valves fermées vues sur plat.

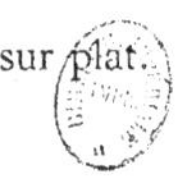

FIN

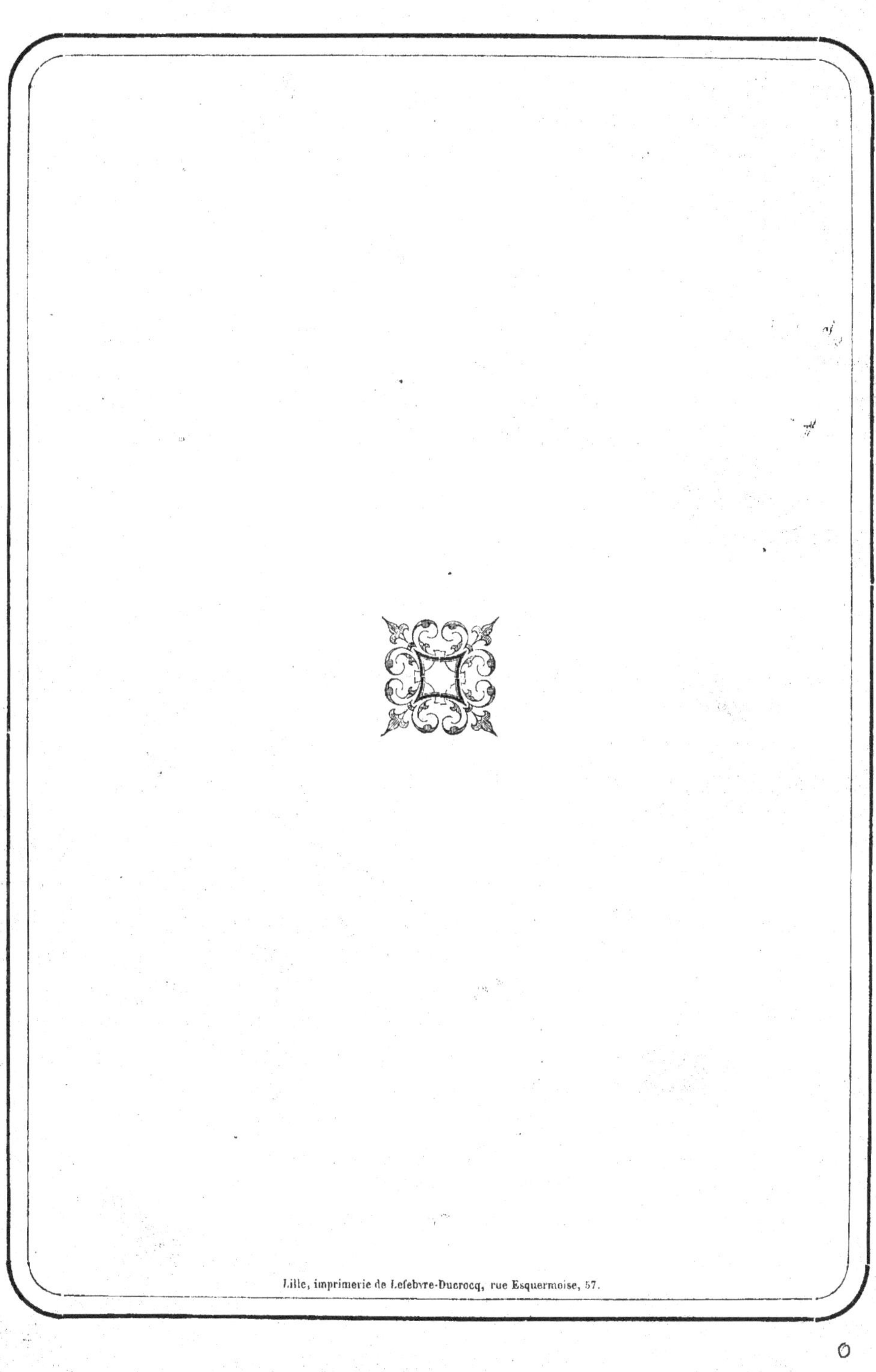

Lille, imprimerie de Lefebvre-Ducrocq, rue Esquermoise, 57.

www.ingramcontent.com/pod-product-compliance
Ingram Content Group UK Ltd.
Pitfield, Milton Keynes, MK11 3LW, UK
UKHW020409250726
13967UKWH00006B/2544

9 782012 865235